Bibliothèque historique de la « France Médicale »

Les Saints Chirurgiens

D'après un manuscrit inédit des Archives de Saint-Côme (1615)

PAR

Noé LEGRAND

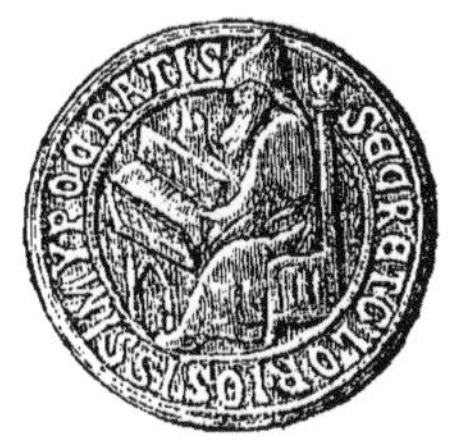

PARIS
HONORÉ CHAMPION
5, QUAI MALAQUAIS, 5

1913

N° 46

8° T21 756 . 46-

Bibliothèque historique de la France Médicale

Ont paru

1. **L'École de santé de Paris (1794-1809)**, par A. Prévost, *rédacteur au secrétariat de la faculté de médecine de Paris*, in-8.
2. **Guy Crescent Fagon (1633-1718)**, par le Dr A. Corlieu, *bibliothécaire honoraire de la Faculté de Paris, lauréat de l'Institut*, in-8.
3. **Un médecin de cour. Charles Delorme (1548-1678)**, par le Dr Eugène Beluze.
4. **L'Eglise St-Côme et le Collège de Chirurgie**, par le Dr A. Corlieu, in-8.
5. **Un amphithéâtre de dissection à Alençon en 1660**, par Louis Duval, *archiviste du département de l'Orne*, in-8.
6. **Les médecins de Paris de 1792 à 1794**, par le Dr A. Corlieu, in-8.
7. **Notes bibliographiques sur quelques médecins et chirurgiens de la Haute-Auvergne sous l'ancien Régime**, par le Dr Louis de Ribier, in-8.
8. **Les anciens médecins arméniens diplômés des Universités d'Italie (1700-1840**, par le Dr Vahram Torkomian, *membre de la « Société française d'histoire de la médecine »*, in-8.
9. **La Dissection : notice historique**, par le Dr J. Regnault, *médecin de la marine*, in-8.
10. **Du rôle de l'anatomie dans l'art**, par le Dr Paul Richer, *professeur d'anatomie à l'École des Beaux-Arts, membre de l'Acad. de Méd.* in-8.
11. **Vieux médecins mayennais**, par Paul Delaunay, *interne des hôp.*, in-8.
12. **Obstétrique des anciens Hébreux**, *d'après la Bible, les Talmuds et les autres sources rabbiniques, comparée avec la tocologie gréco-romaine*, par le Dr Schapiro, *ancien élève de l'École des langues orientales*, in-8.
13. **Les anoblis de l'Empire**, *médecins et chirurgiens*, par le Dr Louis de Ribier, in-8.
14. **Vieux médecins sarthois**, par le Dr Paul Delaunay, *ancien interne des hôpitaux de Paris*, in-8.
15. **Les Anoblis des Ducs de Lorraine**, *médecins et chirurgiens*, par P. Pillement *(de Nancy)*.
16. **Les Apothicaires de Metz. Leurs statuts**, par le Dr Paul Dorveaux, *bibliothécaire de l'École de pharmacie de Paris*.
17. **La médecine dans l'Ancienne Auvergne. Notes et Documents**, par le Dr L. de Ribier.
18. **Le médecin inspecteur Chauvel. Notice biographique**, par le Dr Bergounioux, *médecin principal*.
19. **Une lettre ophtalmologique de Woolhouse (1650-1730), oculiste de Jacques II d'Angleterre, à E.-F. Geoffroy (1672-1731)**, *de l'Académie des Sciences*, par le Dr Albert Terson.
20. **La famille médicale des de Jussieu et les Thèses d'Antoine Laurent**, par le Dr Ed. Bonnet.
21. **Un manuscrit de Jacques Despars**, par le Dr Ernest Wickersheimer.
22. **Le culte d'Esculape dans l'Afrique romaine**, par le Dr Raymond Neveu.
23. **Droits de courtage établis à Paris au XVe siècle sur quelques marchandises d'épicerie. Documents inédits**, par le Dr Paul Dorveaux.
24. **La Crèche Saint-Gervais (11 mai 1846-15 juin 1867)**, par Eugène Beluze.

25. **L'épicier du mystère de la Passion, publié par Achille Jubinal,** par le Dr Paul Dorveaux.
26. **Le sucre au moyen âge,** par le Dr Paul Dorveaux.
27. **L'enseignement des sages-femmes en Touraine,** par le Dr Dubreuil-Chambardel.
28. **Esquisses et Mœurs grecques d'aujourd'hui,** par le Dr Zaborowski.
29. **Coutumes médicales et superstitions populaires du Bocage Vendéen,** par E. Boismoreau.
30 **L'Œuvre de Béchamp (Pierre-Jacques-Antoine),** par le Dr Hector Grasset.
31. **Une lettre de Cabanis à Baudelaire père,** par le Dr Albert Terson.
32. **De l'harmonie et usage des parties du corps humain. Traduction ancienne en vers français du Poème latin de Jean Lycée, médecin (1556),** *publiée pour la première fois* par Noé Legrand.
33. **Quelques appréciations de ces derniers temps sur Paracelse,** par B. Reber.
34. **L'Histoire de la Médecine et Paracelse,** par H. Grasset.
35. **Statuts et Règlements des Chirurgiens des Provinces,** par le Dr de Ribier.
36. **Lettres et certificats d'un chirurgien lillois au Frère Côme au sujet de son lithotome caché,** publiés par Edmond Leclair.
37. **Etude historique et critique sur les Générations spontanées et l'Hétérogénie,** par le Dr H. Grasset.
38. **Deux médecins ordinaires du Roi à Mauriac au XVIIe siècle,** par le Dr de Ribier.
39. **La Mort et le Médecin** (Dialogue du poème burlesque de Maître Jacques-Jacques), publié par M. Noé Legrand.
40. **La fontaine aux sorciers et la fontaine aux loups à Saint-Mesmin-le-Vieux (Vendée),** par le Dr E. Boismoreau.
41. **Un journaliste médical de Province avant la Révolution : le Docteur Pierre Dorion, de Saint-Gilles (Bas-Poitou) (1722-1777),** par Marcel Baudouin.
42. **Lettres inédites des célèbres médecins Tissot et Zimmermann,** par B. Reber.
43. **Notes sur quelques annuaires médicaux du XVIIIe siècle et sur leurs auteurs** (Un « Essai » sur l'Allemagne, extrait d'un annuaire médical pour 1777), par le Dr Paul Dorveaux.
44. **L'Hôtel-Dieu de Clermont-Ferrand,** par le Dr de Ribier.
45. **Les Débuts de l'Assistance aux enfants anormaux,** par le Dr Wahl.

Poitiers. — Imp. G. ROY.

Bibliothèque historique de la « France Médicale »

Les Saints Chirurgiens

D'après un manuscrit inédit des Archives de Saint-Côme (1615)

PAR

Noé LEGRAND

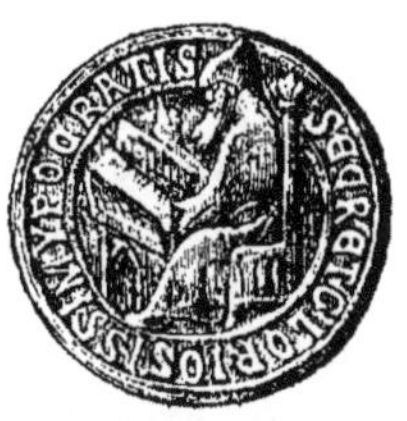

8 T 21 756

PARIS
HONORÉ CHAMPION
5, QUAI MALAQUAIS, 5

1913

N° 46

Les Saints Chirurgiens.

Que la Médecine ait eu, dès la plus haute antiquité, ses représentants officiels parmi les divinités de chaque peuple, nul ne l'ignore. Dans toute l'histoire ancienne pendant la Renaissance et jusqu'à nos jours, Esculape, Hygie, Apollon, voire Minerve restèrent, dans les pays d'Europe, les dieux incontestés qui président à l'Art de conserver la Santé.

Longtemps cependant la Chirurgie resta vassale de la Médecine ; le caractère ecclésiastique de la Faculté de Paris consacra son état de subordination. Les chirurgiens, dont le rôle n'était pas moins nécessaire que celui des médecins, n'existèrent pourtant que par faveur : le Corps médical ne les regardait qu'avec mépris ; l'Université ne les avait ni reçus dans son sein, ni reconnus.

Aussi lorsque le grand souffle religieux du Moyen âge eut placé sous l'invocation, non plus d'Esculape, mais de la Sainte Vierge ou de Saint Luc, le culte de la Médecine, les chirurgiens n'auraient pu se flatter de voir s'étendre jusqu'à eux les grâces de ces divinités tutélaires. Force leur fut d'en rechercher quelque autre qui leur appartînt en propre et qu'ils pussent célébrer librement. Les saints Côme et Damien, martyrs sous Dioclétien, qui, en exerçant la médecine, avaient aussi pratiqué la chirurgie, furent choisis comme patrons par les fidèles du rasoir et de la lancette, au lendemain de leur établissement par Jean Pitard, chirurgien de saint Louis.

Ce n'est pas qu'antérieurement ces saints n'eussent été réclamés par la gent médicale. Depuis que, dans le temple à eux dédié à Egée en Cilicie, leur invocation avait guéri Justinien d'une maladie incurable, on avait pu les considérer comme dévoués à la médecine générale, en Italie, à Constantinople, en France même au ve siècle.

Toutefois, dès que les premières rivalités naquirent entre les deux corporations, on peut dire que les attributions de chacun furent délimitées sur la terre comme dans le ciel et que saint Côme et saint Damien appartinrent en propre aux chirurgiens. Piganiol nous apprend qu'un chevalier français, de retour des Croisades, ayant offert à la petite ville de Luzarches quelques ossements des bienheureux martyrs, deux églises, bâties pour recevoir ces reliques, furent dès lors consacrées à ces patrons officiels de la Chirurgie française.

Les Dieux de l'Olympe — au cas, plus rare, où on les aurait sollicités — étaient aussi, un peu plus tard, départagés, moins nettement, il est vrai. Esculape, par le caractère plus général de ses pouvoirs, fut rangé du côté des médecins. Apollon, s'il fut encore quelquefois invoqué par ces derniers, représenta plus communément le dieu de la chirurgie (1).

(1) Les médailles que donna en prix l'Académie de Chirurgie portent l'image du Dieu qui vainquit le serpent python comme on peut le voir sur le titre des Mémoires de l'Académie, avec la mention : *Apollo Salutaris*. Quant à la figure d'Hygie, elle sut, tout en brandissant son bâton chargé du serpent, offrir aux yeux son autre main dont la paume porte un œil ouvert, illustration de la devise : *Consilio manuque*.

Quoi qu'il en soit, la Faculté de médecine passa promptement de la Sainte Vierge aux Saints et aux Saintes et bientôt une série nombreuse d'illustres martyrs vinrent se ranger sous la bannière de Saint Luc.

Les chirurgiens, on le conçoit, ne pouvaient songer à se doter d'une troupe aussi imposante de protecteurs : les difficultés de leur établissement ne leur en laissèrent ni le loisir ni le moyen. C'est ce qui permettait à Nicolas Andry, Doyen de la Faculté, dans un célèbre mémoire sur la prééminence de la Médecine sur la Chirurgie, de railler, en plein xviiie siècle, le Corps des chirurgiens parisiens dont les annales ne possédaient même pas de Saints chirurgiens : « Il y a un livre, s'écriait-il, un Calendrier même, des Saints médecins. Que les chirurgiens souffrent qu'on les y renvoie. Mais en même temps on les prie de montrer de leur côté le Calendrier des Saints chirurgiens (1).» Dans la table de son opuscule, l'irascible Doyen proclamait encore, avec les accents du triomphe, « qu'il y a un Calendrier des Saints médecins, mais qu'il n'y en a point de Saints chirurgiens ».

Que répondre à un si puissant argument ? Et n'était-ce pas un signe d'infériorité accablant pour le Corps de saint Côme ! Mais la raillerie de Me Andry ne provenait que de son ignorance. Il y avait cent ans et au delà que cette intolérable lacune avait été sentie par un des plus fermes soutiens du Collège, son représentant attitré, le dévoué prévôt Jérôme Delanoue. Il s'était appliqué à rechercher — grâces lui en soient rendues — s'il n'existait vraiment pas des Saints chirurgiens... et il en avait trouvé plus d'un. Les réunissant avec soin il en constitua, en 1615, la liste officielle et complète (?)

---

(1) *Cléon à Eudoxe, touchant le mémoire des chirurgiens contre la prééminence de la Médecine sur la Chirurgie*, par M. Andry, ancien Doyen. 3e éd. 1739.

dans un recueil resté manuscrit que nous publions ici pour la première fois (1).

En fait, nombreux sont les ouvrages qui font mention des Saints Médecins. Aucun, jusqu'ici, n'avait présenté ceux réclamés par la Chirurgie. Avec quelle touchante ferveur Delanoue rappelle chez les différents martyrs de la foi la pratique de la Chirurgie qui fut d'ailleurs fort longtemps associée aux actes de charité! Avec quelle vigueur aussi il saisit toutes occasions pour protester contre l'état de subordination où son art se trouvait tenu et qui, hélas ! lui était encore durement imposé plus d'ún siècle après !

Noé Legrand.

Catalogue des Saints et Saintes qui ont exercé la Charité de la Chirurgie.

1. — *Après la Pentecoste.*

La Trinité est le commencement de toutes choses. Par là elle est le commencement de la Chirurgie. C'est le tout de scavoir ce qu'il fault en remirer, mais davantage le scavoir faire. Ce que ne peult le physicien seul, le chirurgien seul le scait faire et se sert de toutes créatures, animées et inanimées pour médicamentz. L'appoticaire ne le saurait faire. Les empiriques n'en sont capables. Je conclus doncques que la chirurgie estant de la Trinité commandée est plus charitable que nulle autre partie, partant plus agréable à Dieu et duquel ilz espèrent estre rémunérés pour leurs grands travaulx, au jour du jugement.

2. — *Circoncision.*

(1) B. F. M. P. Ms. 2115.

Notre Seigneur Jesus-Christ est le premier chirurgien qui a exercé l'art et science de chirurgie. Il a composé un lutum lequel il a luy mesme appliqué aux yeulx de l'aveugle. Donques c'est honneur aux chirurgiens de avoir un si saint patron Dieu et homme. Tout homme est tenu, qui veult exercer n^re art, le bien aprendre et scavoir aussy la physique, car l'un sans l'aultre est manquer, et tous deux ensemble est exceller. *Jesus id est servator.* Les chirurgiens (sans comparaison) en leur art ont été nommez *myrrhes* c'est à dire : constructeurs de la Santé.

3. — *Le 18 octobre.*

Saint Luc fut faict médecin des âmes après sa conversion, mais il exerçait la chirurgie. Comme de son temps il n'y a histoire qui fasse mention de la séparation des uns et des autres, il n'y avait que la chirurgie en vogue, comme elle est en cette ville et par tout le monde et n'y a que en France, que à Paris, à Reims, à Montpellier et aux grandes villes où elle s'exerce à part, ce qui ne se debvroit observer, car tout seroit en meilleur ordre. Tant y a que saint Luc estoit médecin-chirurgien et mettoit la main à l'œuvre. Aussy ce mot de *médecin* se prent en la loy et partout pour chirurgien (1) *Si medicus serverit.*

4. — *Le 31 janvier.*

St Cyr Alexandrin estoient et Saint Jehan chirurgiens. Leur brevfe euloge fait foy qu'ilz guarissent les corps et les ames qui leur causa le martir duquel ilz furent guouary.

5. — *Le 4 feb.*

St Blaise estoit chirurgien et en sa vie entre autres

---

(1) Sur le feuillet précédent, une note spécifiée : ἰητρὸς γαρ ἀνὴρ πολλῶν ἀντάξιος ἄλλων : Versus est Homeri x' Iiad. Medicus meretur laudari inter alios. Quis posset docere in tempore Homeri alios fuisse medicos quam chirurgos vocat ; medicum qui nominat chirurgum dicit.

maladies que il guorit comme tel un enfant que une espine estrangloit. (Voyez sa vie.)

6. — Ste AGATHE n'a exercé la chirurgie de ses mains mais luy ayant le tyran faict arracher les mammelles, Dieu, grant chirurgien, luy envoya un de ses apostres pour la guariret luy remettre uneaultre mammelle, disant qu'elle n'avoit jamais prins médecine pour son corps, mesme ne vouloit permettre l'application des médicamentz envoyez de Dieu pour sa chasteté ; ainsy avant estre guarye par miracle et du grant chirurgien elle mérita la couronne des martirs.

7. — *Le 5'feb.*

St JULIEN, martir et médecin, c'est-à-dire chirurgien ; car alors il n'y avoit point de médecins, qui tous estoient chirurgiens et estoient apothicaires pour les belles cures qu'ilz faisoient comme la chirurgie est plus fructueuse et copieuse en guerisons que celle qui se pratique par ceulx que en cette ville on nomme médecins ausquelz on tolère (et nous est permis aussy) de purger et saigner.

8. — *Le 25 Feb.*

St CÆSAR fut aussy médecin chirurgien de Julien l'Apostat et fut en fin couronné du martir pour avoir creu en Jésus Christ et faict et exercé plusieurs charités comme en la chirurgie il en fault plus faire que de nulle autre vocation.

9. — *Le 28 Feb.*

En Alexandrie souvent la peste y est à cause de l'air en cette ville plusieurs chirurgiens se mirent à panser et traicter les pestiferez desquels le nombre est infini. Voilà pourquoy ilz sont honorez en l'église. Le XXVIII Feb. l'église en faict commemoration.

10. — *Le 1 Mars.*

St ANGE. L'ange envoyé de Dieu pour nous garder doit estre tenu pour chirurgien qui nous préserve des cheutes, des fractures, de noyer et de nul autre ſinconvénient]. C'est pourquoy nous adressons nos vœux tous les jours à n^re bon ange.

11. — *Le 10 Mars.*

L'église faict mention de Saint Codrais et de plusieurs autres qui ont employé leurs vies en l'exercice de si sainte profession qui a esté nommé comme paige 34 j'ay dit : *innocentissimum vitæ genus.*

12. — *Le 12 Mars.*

St Grégoire le Grand en sa jeunesse exerça la chirurgie et puis, inspiré du Saint Esprit, s'adonna en la chirurgie théologique où il acquit le nom de *grand* et Apostre des Anglois ; et pour monstrer que il avoit en honneur nos Saints patrons Saint Cosme et Saint Damian, il édifia l'église d'iculx saintz, nos vénérables patrons *via sacra* dedans Rome, signe indubitable qu'il avait exercé la chirurgie et devons louer Dieu de ce que le Roy Louis 13 a esté né le jour de Saint Cosme et Saint Damian. Aussy espérons nous qu'il nous confirmera et dottera n^re Collège rebasty de son temps. Ce fut luy qui ordonna les processions que on faict pour la peste, le jour Saint Marc et les litanies. Moy estant à Rome j'ay veu une grande table de pierrre ou on tient que, festoyant les pélerins, un ange y apparut et puis le maistre des anges. Dieu soit loüé.

13. — *Le 1er May.*

Adam fut après sa création celluy qui inventa la médecine chirurgique, car il donna nom aux herbes, plantes et animaulx tellement que puisqu'il estoit seul que il exercoit la chirurgie, première partye de la médecine, et sans laquelle on ne peult rien en la curation de toutes sortes de maladies. De là donques il fault prendre l'origine de la chirurgie après Dieu.

14. — *Le 2 Apvril.*

St François de Paule fondateur des Minimes ou bons hommes (où iay donné Claude de Lanoue mon filz) estoit chirurgien et appliquoit des poudres sur des ulcères et puis les couvroit de feuilles de ungula raballina et y mettoit luy mesme la main.

15. — *Le 3 May.*

St Juvenal a esté de nre profession et a exercé la profession que nous exerçons qui aproche de la charité chestienne et de si près qu'elle faict voler au ciel par cette douce et fraternelle vertu.

16. — *Le 9 May.*

La translation de St Luc, chirurgien, médecin et peintre duquel au nombre de 3 avons part.

17. — *Le 19 May.*

St Grégoiré Nazianz bien montra qu'il scavoit panser les playes de l'âme aussy bien que celles du corps esquelles il estoit versé et qui luy donnèrent acheminement à la science de théologie qui est la vraye et asseurée science.

18. — *Le 9 May.*

St Job, prophète, apprint à guarir les afflictions de son âme par la guarison de ses playes et ulcères que luy mesme comme chirurgien medicamentoit et pansoit.

19. — *Le 20 May.*

St Bernardin avoit esté chirurgien et pansoit les pestiferez à Siene où il aprint à servir Dieu la cognoissance duquel à l'imitation de St François de Paul qui avoit exercé cette charitable science et se rendit minime ne laissant d'exercer la chirurgie tout le temps de sa vye.

20. — *Le 2 Juin.*

St Alexandre Phrygien de nation exerça la chirurgie en France où il aquit du bruit pour ses charités.

21. — *Le 14 Juin.*

St Basile le Grant a exercé la chirurgie avant la théologie et est à beaucoup le chemin (par la puanteur des playes et abscez) de paradis.

22. — *Le 19 Juin.*

St URSICININ chirurgien incitait les personnes qu'il pansoit à se faire chrestien du temps de Néron qui fut cause du martire qu'il endura.

23. — *Le 29 Juin.*

St SAMSON, après avoir exercé la chirurgie longtemps à Rome, fit tant pour ses charitez que l'Empereur Justinian fit bastir un hospital près Ste Sophie à Constantinople où il exerça sa charité et se fit prestre.

24. — *Le 30 Juin.*

St PAUL, apostre, monstre scavoir la médecine et chirurgie quand il conseille à son disciple de boire un peu de vin pour conforter son estomac. Et estant à Malthe, que tiennent aujourd'hui les chevaliers, il fut mordy d'un serpent dont il se guarit, contre l'opinion du peuple du pays, et par ses prières ; depuis les serpens ne nuisent à aucun, ainsy ceulx qui ont voyaigé le tiennent pour certain et Jehan Delanoue, mon filz, qui y a esté, me l'a rapporté.

25. — *Le VI Juillet.*

A bon droit les chirurgiens mettent en leur catalogue le prophète ELIZÉE qui commanda que on lui apportast des figues pour faire un cataplasme sur la playe du Roy Esochias, dont il fut guary.

26. — *Le 15 Juillet.*

St ANTIOCQUE exerça la chirurgie et quand il eut la teste tranchée, il sortit du lait au lieu de sang, et l'exécuteur de haulte justice se convertit à n[re] foy, voyant ce miracle.

27. — *Le 21 Juillet.*

St DANIEL, prophette, estoit mathématicien et astrologien, qui est une science pour cognoistre les humeurs et temperamentz de chacune personne propre aux médecins chirurgiens, si on veult exceller et n'estre des derniers.

28. — *Le 23 Juillet.*

St Ravenne et St Rasiphe, fréres germains, ont exercé la chirurgie et en l'exerçant ils preschoient les âmes et les convertissoient et pour ce faict, le prince que commandoit en Bretaigne les fit martiriser.

29. — *Le 31 Juillet.*

St Pantaleon alias Hermolaus avec Hermonatus et Hœrmope furent martirisëz pour avoir, par le moyen de leur art de chirurgie, curé beaucoup de personnes déférés par un autre médecin chirurgien qui estoit en vieux sur luy nommé Euphrosine, du temps de l'empereur Maximian. Voilà ce que peult l'envye par la suscitation du diable.

30. — *Le 31 Juillet.*

St Jehan Colombin, instituteur de l'ordre des frères jésuittes, alloit aux hospitaux visiter et panser les malades et leur appliquoit des unguentz.

31. — *Le 16 Aoust.*

St Roch, ayant abandonné tous ses biens, s'en alloit es lieux où y avoit des pestiferez et les pansoit luy mesme. C'est un acte grant et de chirurgien très charitable et estant malade de la peste fut abandonné de ceulx qu'il avoit secouruz fors que de St Godard qui le secourut puis retourna vers les siens qui ne le vouloient recognoistre; toutes foyes le recognеurent et remirent en ses biens, lesquelz il distribua et pria Dieu pour ceulx qui l'invoqueroient. Son corps est à Venize.

33. — *Le 4 Septembre.*

Moyse législateur fut conservé par les saiges femmes d'Egypte. Il savoit la science des Egyptiens qui sont tous chirurgiens et eulx mesmes mettent les mains à panser les blessez et malades et scavent remedier à toutes infirmités qui peuvent admettre remede comme font les chirurgiens de notre collège qui sont quelque part que se retrouvent et bons medecins physiciens et bon medecins chirurgiens.

34. — *Le 30 Aoust.*

St Bernard semble avoir esté plus chirurgien que aultre car en tous ses escriptz il ne parle que de la guarison des playes *sana quod est saucium, flecte quod est rigidum* et pour monstrer qu'il estoit chirurgien il ne permettoit que le cautère actuel et la saignée à ses malades et religieux.

35. — *Le 26 Septembre.*

St Cyprian cognoissoit toutes les herbes et plantes et en sort pour la guarison des ulcères et playes comme c'est une des belles sciences de nre médecine chirurgique.

36. — *Le 25 Septembre.*

St Eusèbe, grecq, estoit chirurgien comme Hippocrate et ceulx de son temps et encore en ce temps en Grèce on ne scait que c'est de cette séparation de facultez des chirurgiens et des médecins qui n'est que particulière en villes où la crapule et le luxe abonde. Car sur mer et terre la chirurgie est practiquée et non la médecine diététique.

37. — *Le 27 Septembre.*

St Cosme et St Damian, chirurgiens comme nous qui sommes Médecins aussy. Et les médecins particuliers sont appelez de nous pour consulter et d'accort faict comme prêtres ilz retiennent les consultations. Cela est si clair que ce volume en faict foy, sont noz patrons anargires.

38. — *4 Octobre.*

St François d'Assize estoit chirurgien et aloit visitant les pauvres par les hospitaux et médicamentoit les playes et ulcères, mesmes visitoit les ladreri. C'est pourquoy il est à bon droit mis au nombre des charitables chirurgiens. Et le Collège que, en cet an 1615, rebastissons, à Saint Cosme et proche des Cordeliers les quelz comme serviteurs et mutateurs de Saint François nous accommodent de partye de la cour des novices et nous, nous les accommodons de quelque rente.

39. — *Le 30 Octobre.*

St Zenobie estoit médecin-chirurgien car de son temps il n'y avoit point que des chirugiens ou myrrhes c'est à dire conservateurs de la santé. Et que peult un qui n'est chirurgien, il sort comme d'une nulle (?) si il n'y a une vérité.

40. — *30 Octobre.*

St Zenobie évesque, fut aussi chirurgien, et n'y a eu que depuis quelque temps que les médecins et en cette dernière reformation qu'ilz ne doivent point estre marié ny faire la chirurgie ce qui ne durera guère.

Car sans la chirurgie il n'est pas possible qu'ilz puissent gaugner leur vie. Voyez feuillet de la réformation. 66. Article XXVIII qui est tel : *si quia inter Baccalaureos sedent qui chirurgiam exercueret non admittatur nisi fidem sacrat si posthac chirurgiam exerciturum.*

41. — *Le 2 Novembre.*

Le premier novembre l'églize solemnise et faict commemoration de plusieurs chirurgiens qui ont assisté les malades en leurs vies et quand je ditz chirurgiens j'entendz médecins-chirurgiens.

42. St Tribun fut de Costoire (?) chirurgien des captifz, car comme j'ay dict sur la mer méditerranée ny sur l'océan on ne print entre les officiers que un chirurgien qui travaille de la main et qui soit aussy bien expert : Car de prendre un médecin qui ne seroit chirurgien on ne luy voudroit de l'eau à boire sur un vaisseau rond ou sur une gallere, et soulz ces deux noms de vaisseaux sont entenduz tous autres vaisseaux pour faire voyaige. On ne s'embarque non plus sur les mers sans chirurgien que sans biscuit.

43. — St Nectarius est loué par Sozomine (livre 7, cap. 10) de ce qu'il exerçoit envers les blessez et

malades la charité de les soigner et corporellement et spirituellement : comme aussy la chirurgie n'est que charité, c'est la raison pour quoy aujourd'huy plusieurs quittent le travail de la chirurgie pour prendre et vivre otieusement en la médecine.

44. — St Théodore estoit chirurgien et St Grégoire est recommandé pour ses charitez.

45. — St Paul, chirurgien du Jappan (ne vous estonnez si je ditz chirurgiens car il ne se trouvera pas un de ceulx qui sont nombrez en ce Diaire qui n'aye esté tel ; car ce mot de médecin est général et s'adopte plus à ce qui est de l'ordinaire que de l'extraordinaire en la loy médecin est d'un chirurgien et on ne scauroit prouver que tous les dessus ditz n'aye exercé la chirurgie).

46. — St Paul, chirurgien du Jappan, comme celluy cy devant, a exercé la chirurgie, car en Jappan nul n'est admis qui ne travaille et les faineantz ne sont pas les bien venuz.

47. — Je crois bien que celluy qui a compilé ces saintz personniages ne les a pas voulu qualifier du nom de saintz tant y a que ayant exercé la chirurgie en Jappan on le croit bien heureux, ayant enduré martire pour le nom de Jésus-Christ comme celluy nommé Louis Froisy du Jappan.

48. — Louis Alméda, médecin et chirurgien du dit Jappan, a aquis nom de bienheureux pour avoir eu sa vie vaqué en une si salutaire doctrine par la chirurgie *non solum auditores legis sed factores sanabantur.* C'est peu ou rien que estre médecin seulement et vouloir commander aux chirurgiens et n'avoir jamais exercé icelle science.

49. — St Théodore, chirurgien, estoit tant aymé pour ses charitables cures que Eusèbe la mis en ses œuvres et l'Eglise en solemnise sa mémoire et la recueu au catalogue des Saintz.

50. — *Le 9 Novembre.*

St Areste n'a pas eu meilleur marché du martir que plusieurs autres saintz, car pour avoir pansé beaucoup de malades et avoir eu pitié d'iceulx la chirurgie y convie tous ses professeurs, car en Trace, en Cappadoce, il a esté martirisé.

51. — *Le 9 Novembre.*

Ste Elizabet, combien que fille de Roy, n'eut point en horreur de esuyer la boue des playes et ulcères qui se font après les playes et les panser elle mesme en un hospital qu'elle avoit fait bastir, où elle persista à exercer la chirurgie la plus excellente partie de la médecine car si on né scait faire ou exercer la chirurgie on ne peult selon Dieu s'aquiter de son deub. J'estois malade et vous m'avez visité, j'estois en prison.

52. — *Le 20 Novembre.*

St Raphael, archange, fut bon chirurgien et n'ordonna pas la drogue ni ne la fit pas appliquer que par les filz de Tobie auquel il fit oingdre les yeulx de son père pour luy oster la taye qui y estoit venue : aussy ce mot de Raphael signiffie *medicina dei* qui n'est autre chose que la chirurgie car de l'autre l'antiquité ne la cognoit et Raphaim sont nommez *Gigantes medici chirurgi :* car *gratia est excogitata* sans la chirurgie. Platon ne admet en sa République que chirurgiens *vendo secando, vomitum, et de fluxum ventris excitando.*

53. — *Le 27 Novembre.*

St Jacques *l'intercié,* pour ce qu'il a esté couppé membre après membre. Il paya n[re] Seigneur pour ceulx qui auroient fractures ou dislocations, c'est pourquoy on croit qu'il a esté chirurgien.

54. — *Le 27 Novembre.*

St Chrestien, pour avoir esté anatomizé tout vif, est mis au rang d'iceulx et est nombré entre les saintz pour avoir esté martirisé dedans l'églize de St Thomas, et anatomizé par des médecins trop cruelz aussy idolatres par le commandement de Constantin l'impieux. Paul Diacre en faict mention au 22e livre.

55. — *Le 28 Novembre.*

St Liberat, après avoir employé toute sa charité en la chirurgie durant les Arriens, souffrit martire en Affrique avec St Mansuetus et Saint Popinian.

56. — *Le 5 Décembre.*

St Aemilian estoit chirurgien en Affrique et pour soustenir la foy orthodoxe contre les Arriens il fut martirisé avec Dyonisia, Frontia et le religieux Tertius et Boniface et trois autres.

57. — *Le 7 Décembre.*

St Ambroise estoit vray chirurgien, car il ne se proposoit que de coupper et retrancher les vices du corps et se facha contre quelques médecins payens qui deffendoient de saigner et de l'intention de méditer.

58. — *Le 27 Décembre.*

Ste Nicante faisoit des unguentz pour appliquer dessus les ulcères et les appliquoit elle mesme, cognoissant que la chirurgie est un exercice de charité recommandable devant Dieu, comme à son Imitation les très chrestiens Roys ont institué la Visitation charitable à St Cosme tous les premiers lundiz des moys; et Charles le Quint est de la Confrairie, et tous ses successeurs, après luy, l'ont adjouté.

59. — *Le 31 Décembre.*

St Barbatian estoit bon chirurgien et médecin car il appliquoit des emplastres dessus le mal des patiens et faisoit prendre par la bouche quelque chose; tant y a que pour avoir esté charitable il est solemnisé.

60. — Combien y en a-t-il d'autres que on ne cognoist qui ont exercé la Chirurgie qui sont devant Dieu. C'est pourquoy je invite tous ceulx qui ont envye de suyvre nre vocation, l'exercer en charité et fraternellement *sine spe lucri aut mummorum evictione, sed spe*

veniæ et paradisi ut audire mererentur a Christo Salvatori Venite benedicti Patres mei cujus nomen sit benedictum. Fz ce jour St Laurens 1615.

DELANOUE.
St Cos. et S Dam. en l'Université.

Aux charniers de l'église bastie aux dépens de nous du College des Chirurgiens jurez qui sont les vrays et asseurés médecins, j'ay, H. Delanoue, faict poser un marbre gravé avec ce peu de parolles pour encourager nos confreres de charitablement visiter les pauvres qui sont assis dans lesditz charniers : NON TE PIGEAT VISITARI INFIRMUM UT IN DIE MAGNI JUDICII CUM ELECTIS AUDIAS INFIRMUS ERAM ET VISITASTIS ME VENITE ET C. 1615-1616.

Poitiers. — Imp. G. Roy, 7, rue Victor-Hugo.

www.ingramcontent.com/pod-product-compliance
Ingram Content Group UK Ltd.
Pitfield, Milton Keynes, MK11 3LW, UK
UKHW020540180726
13839UKWH00006B/2637